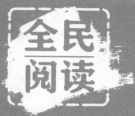

总主编
何清湖

中医养生进家庭口袋本丛书

祛寒湿

主编/李晓屏

U0152644

全国百佳图书出版单位
中国中医药出版社
·北 京·

图书在版编目（CIP）数据

祛寒湿 / 何清湖总主编；李晓屏主编 . —— 北京：
中国中医药出版社，2024.4
（全民阅读 . 中医养生进家庭口袋本丛书）
ISBN 978 - 7 - 5132 - 8668 - 8

Ⅰ . ①祛…　Ⅱ . ①何…　②李…　Ⅲ . ①祛寒 - 基本知
识　②祛湿（中医）- 基本知识　Ⅳ . ① R254.1 ② R256

中国国家版本馆 CIP 数据核字（2024）第 053227 号

中国中医药出版社出版

北京经济技术开发区科创十三街 31 号院二区 8 号楼
邮政编码　100176
传真　010-64405721
山东临沂新华印刷物流集团有限责任公司印刷
各地新华书店经销

开本 787×1092　1/32　印张 3.25　字数 61 千字
2024 年 4 月第 1 版　2024 年 4 月第 1 次印刷
书号　ISBN 978 - 7 - 5132 - 8668 - 8

定价　29.80 元
网址　www.cptcm.com

服 务 热 线　010-64405510
购 书 热 线　010-89535836
维 权 打 假　010-64405753

微信服务号　**zgzyycbs**
微商城网址　**https://kdt.im/LIdUGr**
官 方 微 博　**http://e.weibo.com/cptcm**
天猫旗舰店网址　**https://zgzyycbs.tmall.com**

如有印装质量问题请与本社出版部联系（010-64405510）

《祛寒湿》

编委会

主　　编　李晓屏

副 主 编　王美红　曾律滔　潘　维

编　　委　田梦影　杨　辉　周　李　朱　敏　刘莎婷　吴春凤

作为我国优秀传统文化的瑰宝，中医药在治病养生方面做出了卓越贡献，是具有中国特色的文化符号和医疗资源。在国家一系列政策和法律法规的支持下，中医药事业不断向前发展，发挥着越来越重要的作用。2022年3月，国务院办公厅印发《"十四五"中医药发展规划》，其中提出，要提升中医药健康服务能力，提升疾病预防能力，实施中医药健康促进行动，推进中医治未病健康工程升级。在"中医药文化弘扬工程及博物馆建设"内容中提出，要推出一批中医药科普节目、栏目、读物及产品，建设中医药健康文化知识角。2022年11月，国家中医药管理局等八部门联合印发了《"十四五"中医药文化弘扬工程实施方案》，明确提出要"打造一批中医药文化品牌活动、精品力作、传播平台"，重点任务中包括"加大中医药文化活动和产品供给，每年度打造一组中医药文化传播专题活动，广泛开展中医药健康知识大赛、文创大赛、短视频征集、文化精品遴选、悦读中医等系列活动"。

中华中医药学会治未病分会作为治未病领域的权威学术团体，拥有优质的学术平台和专家资源，承担着推动我国治未病与养生保健行业良性发展的重任，我们以创作、出版优质的中医治未病与养生保健科普作品，传播权威而实用的健康教育内容为己任。把中医药文化融入建设文化强国、增强文化自信的大格局中，加大中医药文化传播推广力度，为中医药振兴发展厚植文化土壤，为健康中国建设注入源源不断的文化动力，是中医药学者进行科普创作的核心基调。为此，我们联合中国中医药出版社推出这套《全民阅读·中医养生进家庭口袋本丛书》，在内容创作和风格设计方面下足功夫，发挥了中华中医药学会治未病分会专家在科普创作方面的集体智慧和专业水准。

《黄帝内经》有云"圣人不治已病治未病"，养生的基本原则在于"法于阴阳，和于术数，食饮有节，起居有常，不妄作劳"，养生保健的重点是阴阳气血的平衡、脏腑经络的调和。本套丛书涵盖了保养肾、补阳气、充气血、护心神、强健肺、祛寒湿、调脾胃、通经络、养护肝、增强免疫力10个日常养生保健常见的热门主题，每册书都图文并茂，通俗易懂，是兼顾不同年龄、不同人群的趣味科普读物。每册书分别介绍了以上 10 个主题所涉及的常用穴位、家常食物、常用中药、家用中成药等，并融汇食疗方、小验方等，轻松易学，照着书中的养生方法坚持去做，能够取得良好的养生保健效果。

本套丛书的编写得到了中医药领域诸多专家的大力支持，感谢湖南中医药大学、湖南医药学院、浙江中医药大学、中国中医科学院西苑医院、湖南中医药大学第一附属医院、上海中医药大学附属曙光医院、广西中医药大学第一附属医院、浙江省中医院、佛山市中医院、中和亚健康服务中心、谷医堂（湖南）健康科技有限公司等相关单位的支持与热情参与。由于时间仓促，书中有尚待改进和不足之处，真诚希望各位专家、读者多提宝贵意见，以便我们在后续修订时不断提高。

中华中医药学会治未病分会主任委员　　何清湖
湖南医药学院院长

2024 年 2 月

中医养生防病的许多道理都和自然界的气候息息相关。唐代学者王冰在《重广补注黄帝内经素问》中说："养生者必敬顺天时。"养生如果能符合气候的变化，就会有利于身体健康。风、寒、暑、湿、燥、火是大自然的六种正常气候变化，中医学称之为"六气"。若气候变化异常，则称之为"六淫"。寒邪与湿邪十分常见，两者常常"狼狈为奸"，侵袭人体。如果寒湿无法被身体及时排出，就会慢慢改变体质状态，最终诱发疾病。

小到冻疮，大到痛经、胃肠炎、风湿病等，都有寒邪的"魅影"。湿邪容易跟其余的外邪结合，比如与寒结合就是寒湿，会导致身体不适，诱发疾病。湿邪有趋下、黏滞、重浊等特点，导致湿邪不容易被祛除，因此有句古话叫"千寒易除，一湿难去"。

本书通过介绍与祛寒湿相关的重点穴位、家常食物和中药材等，将食疗和运动调理相结合，帮您有效祛寒湿，远离这两种危害人体的邪气，拥抱健康人生。

李晓屏

2024 年 2 月

目　录

祛寒 21 招
远离百病之源

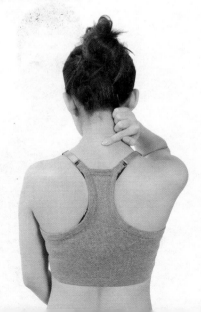

二 除湿 21 招
远离湿邪，不生肿块，不得癌

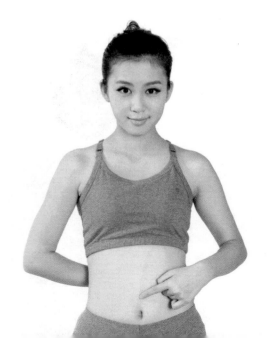

三 夏季除湿健脾 21 招
远离暑湿，健脾养胃

四 冬季祛寒暖阳 21 招
温阳暖体，寒不扰，病不侵

五 女性除寒湿 21 招
远离宫寒保健康

六 男性除寒湿 21 招
不阳虚，精力足，身体棒

常见寒湿疾病对症调理
祛寒湿，除病根

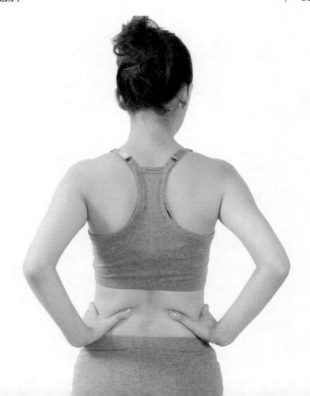

一

祛寒 21 招
远离百病之源

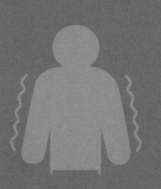

体内有寒的
常见表现

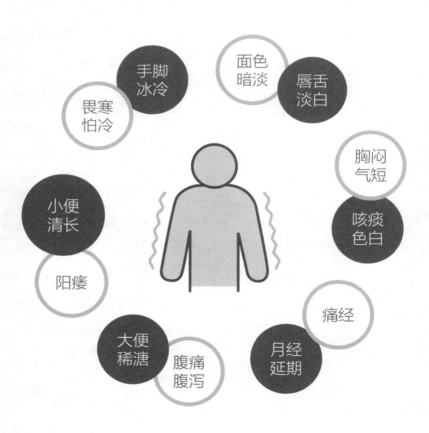

手脚
冰冷

面色
暗淡

唇舌
淡白

畏寒
怕冷

胸闷
气短

小便
清长

咳痰
色白

阳痿

痛经

大便
稀溏

腹痛
腹泻

月经
延期

祛寒：
5 大常用穴位

对症按摩调理方

取穴原理	按摩大椎可疏调督脉，调节全身阳气，促进气血顺畅，有散寒的作用。
功效主治	扶正祛邪，提高机体免疫力。主治感冒发热、颈椎病、扁桃体炎、痤疮等。
穴名由来	"大"，巨大；"椎"，椎骨。古称第1胸椎棘突为大椎，穴在其上方，故名。

按揉大椎穴

操作方法

用食指指腹按揉大椎穴3~5分钟，以有酸胀感为宜。

定位

本穴在颈后部，第7颈椎棘突下凹陷中，后正中线上。

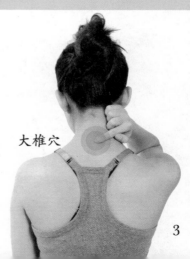

大椎穴

3

<table>
<tr><td rowspan="4" style="vertical-align:middle; text-align:center;">按揉命门穴</td></tr>
</table>

按揉命门穴	取穴原理	命门肾火为生命之源，具有温阳散寒的功效。
	功效主治	补肾壮阳，培元固本，强健腰膝。主治月经不调、带下、前列腺炎、肾功能不全、腰痛、阳痿、遗精、泄泻等。
	穴名由来	"命"，生命；"门"，门户。穴在第2腰椎棘突下，两肾俞之间，当肾间动气出，为元气之根本，生命之门户，故曰"命门"。

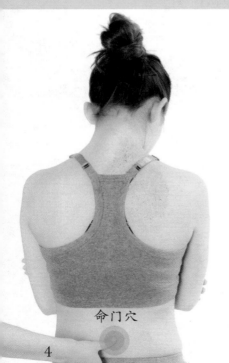

命门穴

操作方法

用拇指指腹按揉命门穴1~3分钟，以有酸胀感为度。

定位

从两边侧腹部明显凸起的骨性标志与腰椎的相交处向上数2个椎体，其棘突下的凹陷处即是命门穴。

取穴原理	按摩神阙可温通阳气，散寒通络。
功效主治	健运脾胃，温阳固脱，培元固本。主治腹中虚冷、腹痛腹泻、肠鸣、前列腺肥大、过敏性鼻炎、子宫脱垂等。
穴名由来	神阙者，神之所舍其中也，人身以神志为最贵，此穴为元神居住的地方，心肾交通之门户，故称"神阙"。

按揉神阙穴

操作方法

用食指指腹按揉神阙穴，
每次 1~3 分钟。

定位

本穴位于人体肚脐处。

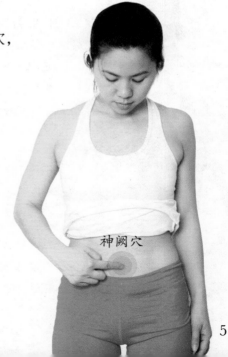

神阙穴

按压气海穴	

取穴原理	按压气海穴可以温养肾气、祛寒除湿，帮助强健身体。
功效主治	温养益气，益肾固精。主治月经失调、痛经、尿频、阳痿、遗精、腹胀、泄泻等。
穴名由来	"气"，元气；"海"，海洋。穴在脐下，为人体元气之海，故名"气海"。

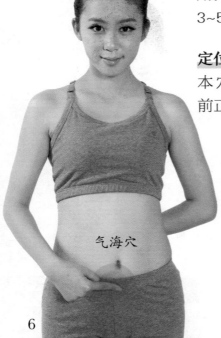

气海穴

操作方法

用拇指或食指指腹按压气海穴3~5分钟，力度适中。

定位

本穴在下腹部，脐下 1.5 寸，前正中线上。

取穴原理	按摩关元可温肾、散寒，改善阴寒内积。
功效主治	培补元气，调和气血。主治阳痿、遗精、遗溺、小便频数、小便不通、月经不调、崩漏、带下等。
穴名由来	"关"，关藏；"元"，元气。关元为关藏元气之处。

操作方法

用拇指指腹按揉关元穴，每次 2~3 分钟，力度适中。

定位

从肚脐正中央向下量 3 寸的位置即是关元穴。

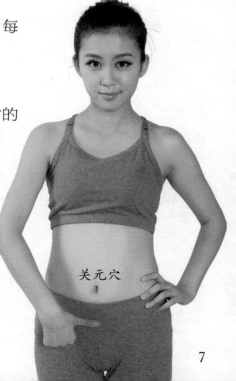

关元穴

祛寒：4 种家常食物

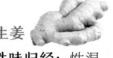

生姜

性味归经： 性温，味辛，归肺、脾、胃经。

功能： 解表散寒，温中止呕。用于恶寒发热，头痛，恶心呕吐。

用法： 煎食、煮食。

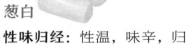

葱白

性味归经： 性温，味辛，归肺、胃经。

功能： 发汗解表，散寒通阳。用于风寒感冒等。

用法： 煎食、煮食、炒食。

糯米

性味归经： 性温，味甘，入脾、胃、肺经。

功能： 补中益气，健脾止泻。用于脾胃虚寒泄泻，纳差。

用法： 蒸食、煮食。

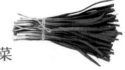

韭菜

性味归经： 性温，味辛，归肝、胃、肾经。

功能： 补肾，温中。用于阳虚肾冷，阳痿不举，腰膝冷痛。

用法： 炒食、蒸食。

禁忌： 阴虚内热、患疮疡、有目疾的人不宜食用。

其他常见食物： 高粱、牛肉、猪肚、胡椒、花椒、蕨菜、荠菜、椿叶、落葵、冬葵叶、金针菜等。

祛寒：4 种常用中药

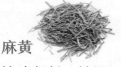

麻黄

性味归经： 性温，味辛、微苦，归肺、膀胱经。

功效主治： 发汗解表，宣肺平喘。用于风寒感冒，胸闷咳喘。

用法： 0.5～3 克，煎服。

禁忌： 体虚自汗、盗汗的人忌服。

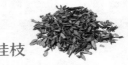

桂枝

性味归经： 性温，味辛、甘，归肺、心、膀胱经。

功效主治： 发汗解肌，温通经脉。用于风寒感冒，脘腹冷痛，关节痹痛。

用法： 1～3 克，煎服。

禁忌： 阴虚阳盛、月经过多的人忌服。

肉桂

性味归经： 性大热，味辛、甘，归肾、脾、心、肝经。

功效主治： 补火助阳，散寒止痛。用于畏寒肢冷，心腹冷痛，脘腹冷痛。

用法： 1～3 克，煎服。

丁香

性味归经： 性温，味辛，归胃、脾、肺、肾经。

功效主治： 温中降逆，散寒止痛，温肾助阳。用于脘腹冷痛、腰膝酸软等。

用法： 0.5～1.5 克，煎服。

禁忌： 热证及阴虚内热者忌服。

其他常用中药： 紫苏、白芷、胡荽、苍耳子、辛夷、小茴香、高良姜、淫羊藿、补骨脂、益智等。

药食同源，祛寒暖体：2 道精选食疗方

温中行气

韭菜摊鸡蛋

材料：韭菜150克，鸡蛋3个。

调料：盐3克，植物油适量。

做法：

1 韭菜择洗干净，切成小段；鸡蛋打成蛋液。

2 将韭菜段放入蛋液中，加盐搅匀。

3 炒锅置于火上，倒油烧至六成热，将韭菜鸡蛋液倒入，摊熟即可。

| 功效 |

韭菜有温通肾阳的作用，鸡蛋可补中益气，两者一起搭配食用，有很好的温中行气作用。

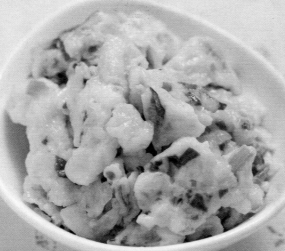

材料：净膛三黄鸡1只（约600克）。

调料：葱段、姜片各15克，盐5克，香叶3克，八角1个，丁香2克，花雕酒25克，法香适量。

做法：

1 净膛三黄鸡焯水。

2 取锅，加适量清水，将盐、葱段、姜片、香叶、八角、丁香、花雕酒放入一同烧沸，放三黄鸡，再次煮沸后改小火煨5分钟，关火，闷10~15分钟。

3 取出鸡，用冰水浸泡，再取出，切段，用法香点缀即可食用。

功效

鸡肉可以温中益气、健脾胃、强筋骨，与有散寒通阳作用的丁香、葱白、生姜等搭配食用，有不错的祛寒益气、温补身体的作用。

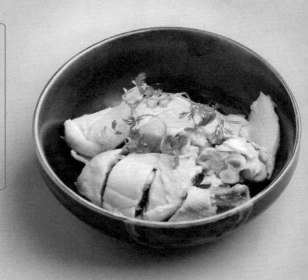

祛寒：6种家用中成药

1 荆防冲剂

解表散寒，祛风胜湿。用于头身疼痛，恶寒无汗，鼻塞流涕，咳嗽。

4 表实感冒冲剂

发汗解表，祛风散寒。用于恶寒重，发热轻，头项强痛。

2 正柴胡饮颗粒

发散风寒，解热止痛。用于外感风寒初起，发热恶寒，头痛，鼻塞。

5 附子理中丸

温中健脾。用于脾胃虚寒，脘腹冷痛，呕吐泄泻，手足不温。

3 小建中合剂

温中补虚，缓急止痛。用于脾胃虚寒所致的脘腹疼痛，喜温喜按，嘈杂吞酸。

6 仲景胃灵丸

温中散寒，健胃止痛。用于脾胃虚弱所致的寒凝胃痛，食欲不振，脘腹胀满。

其他常用中成药：荆防败毒散、九味羌活冲剂、风寒感冒冲剂、良附丸、香砂养胃丸、温胃舒胶囊等。

二

除湿 21 招

远离湿邪，
不生肿块，不得癌

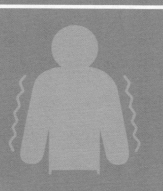

扫描二维码
有声点读新体验

体内有湿的常见表现

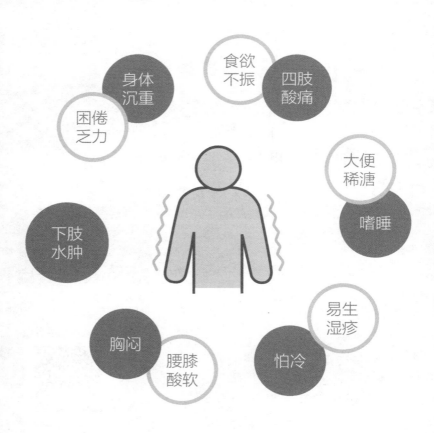

食欲不振

身体沉重

四肢酸痛

困倦乏力

大便稀溏

下肢水肿

嗜睡

易生湿疹

胸闷

腰膝酸软

怕冷

除湿：
5大常用穴位

—— 对症按摩调理方 ——

取穴原理	能温阳利水，有利于体内湿气排出。
功效主治	补肾益阴，温阳利水。主治静脉曲张、水肿、腹胀、自汗盗汗、腹泻、尿失禁、腰痛等。
穴名由来	"复"，同"伏"，深伏；"溜"，流动。穴居照海之上，在此指经气至"海"入而复出并继续流注。

推按复溜穴

操作方法

用拇指指腹由上往下推按复溜穴1~3分钟。

定位

本穴在小腿内侧，内踝尖上2寸，跟腱的前缘。

复溜穴

按揉水道穴

取穴原理	按摩此穴能温阳利水，有利于体内湿气排出。
功效主治	利水消肿，调经止痛。主治前列腺肥大、尿急、尿痛、痛经、闭经、月经不调等。
穴名由来	"水道"，即水液通行的道路。

操作方法

用食指指腹按揉水道穴 1~3 分钟。

定位

本穴在下腹部，脐下 3 寸，前正中线旁开 2 寸。

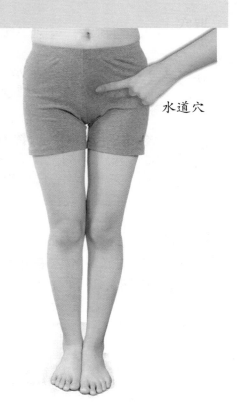

水道穴

16

取穴原理	能健脾利水，有利于体内湿气排出。
功效主治	健脾和胃，泌别清浊，利水化湿。主治腹痛、肠鸣、泄泻、腹胀、水肿、小便不利等。
穴名由来	"水"，地部水液也；"分"，分开也。该穴名意指任脉的冷降水液在此分流。

按揉水分穴

操作方法
用食指指腹按揉水分穴
1~3分钟。

定位
本穴在上腹部，脐中上
1寸，前正中线上。

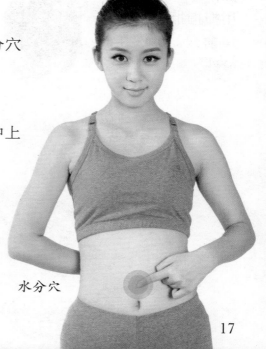

水分穴

17

<table>
<tr><td rowspan="3">按压三焦俞穴</td><td>取穴原理</td><td>按摩此穴能温阳利水，有利于体内湿气排出。</td></tr>
<tr><td>功效主治</td><td>通调三焦，利水强腰。主治遗尿、小便不利、水肿、遗精、阳痿、月经不调、带下等。</td></tr>
<tr><td>穴名由来</td><td>"三焦"，三焦腑也；"俞"，输也。该穴名意指三焦腑的水湿之气由此外输膀胱经。</td></tr>
</table>

操作方法

用拇指指腹按压三焦俞穴，每次3~5分钟。

定位

本穴在脊柱区，第1腰椎棘突下，后正中线旁开1.5寸。

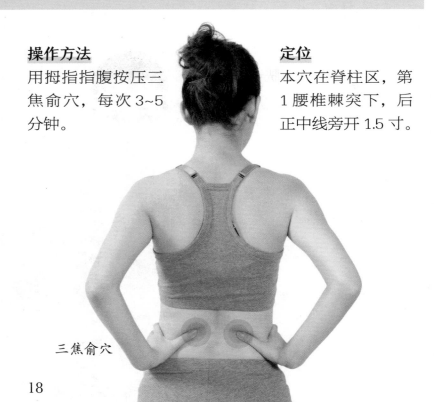

三焦俞穴

取穴原理	按摩膀胱俞能通利水道，将湿气排出体外。
功效主治	利膀胱，强腰脊。主治小便不利、遗尿、腰背部疼痛、腹泻、便秘等。
穴名由来	"膀胱"，膀胱腑也；"俞"，输也。该穴名意指膀胱腑中的寒湿水气由此外输膀胱经。

操作方法

用拇指指腹按压膀胱俞穴，每次 2~3 分钟。

定位

本穴在骶区，横平第 2 骶后孔，骶正中嵴旁开 1.5 寸。

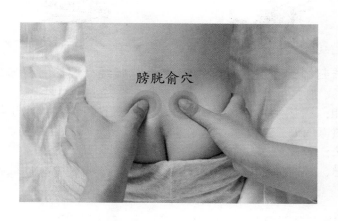

膀胱俞穴

除湿: 4 种家常食物

樱桃

性味归经: 性温, 味甘、微酸, 归脾、肝经。

功能: 祛风湿。用于腰腿疼痛, 四肢不仁, 风湿关节疼痛。

用法: 鲜食。

禁忌: 有针状溃疡、上火的人慎食。

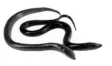

鳝鱼

性味归经: 性温, 味甘, 归肝、脾、肾经。

功能: 祛风湿。用于风湿骨痛。

用法: 蒸食、炒食。

禁忌: 虚热及外感病患者慎食。

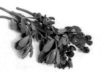

马齿苋

性味归经: 性寒, 味酸, 归大肠、肝经。

功能: 清热解毒, 除湿。用于热毒泻痢, 热淋。

用法: 蒸食、炒食。

禁忌: 脾胃虚寒的人慎食。

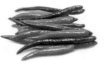

辣椒

性味归经: 性热, 味辛, 归心、脾经。

功能: 散寒除湿。用于风湿冷痛。

用法: 炒食、煮食。

禁忌: 急性胃炎、肺结核及患痔疮的人忌食。

其他常见食物: 荠菜、粳米、番薯、豆角、牛肚等。

除湿：4 种常用中药

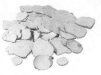

白芷

性味归经：性温，味辛，归肺、胃、大肠经。

功效主治：解表散寒，燥湿止带。用于风湿痹痛。

用法：1～3 克，煎服。

禁忌：阴虚血热的人忌服。

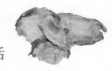

独活

性味归经：性微温，味辛、苦，归肾、膀胱经。

功效主治：祛风除湿，通痹止痛。用于风寒湿痹，腰膝疼痛。

用法：1～3 克，煎服。

禁忌：阴虚血燥的人慎服。

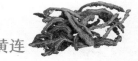

黄连

性味归经：性寒，味苦，归心、脾、胃、肝、胆、大肠经。

功效主治：清热燥湿。用于湿热痞满，湿疮。

用法：0.5～1.5 克，煎服。

禁忌：脾胃虚寒的人忌服。

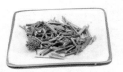

藿香

性味归经：性微温，味辛，归脾、胃、肺经。

功效主治：发表解暑。用于暑湿表证，湿温初起。

用法：1～3 克，煎服。

禁忌：阴虚的人忌服。

其他常用中药：香薷、防风、徐长卿、川乌、木瓜、伸筋草、佩兰、苍术、厚朴、砂仁、豆蔻、草豆蔻等。

药食同源，除湿防癌：2 道精选食疗方

除湿防癌

桃花冬瓜仁白芷茶

材料：桃花4克，冬瓜仁5克，白芷3克。

做法：将所有材料一起放入保温杯中，冲入沸水，盖上盖子闷泡约10分钟后饮用。

> ┤ **功效** ├
>
> 白芷可以散寒燥湿，其所含的生物碱成分能抑制癌细胞的增殖，有助于防癌抗癌。

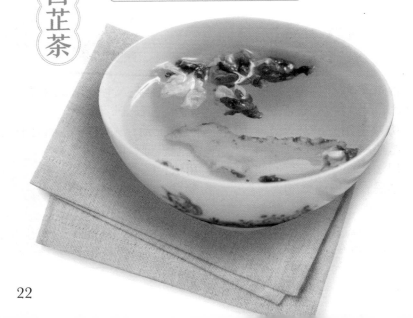

材料：净鳝鱼 400 克，鲜红椒 100 克。

调料：姜丝、蒜末、料酒各 5 克，花椒、胡椒粉各 2 克，盐 3 克，高汤 40 克，植物油适量。

做法：

1 鳝鱼洗净，切成 3 厘米长的段，用料酒腌约 5 分钟；鲜红椒洗净，去蒂，切段。

2 锅置火上，倒油烧热，放入鳝鱼段，断生后捞出。

3 锅内留油，放入姜丝、蒜末、花椒炒香，放入鲜红椒段炒至五成熟，加入鳝鱼段，接着加入高汤，翻炒 2 分钟，加盐、胡椒粉即可。

功效

鳝鱼可清热解毒、凉血止痛、祛风消肿，与鲜红椒、生姜等搭配食用，有祛风湿的作用。

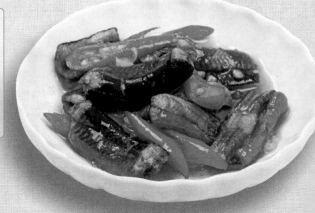

除湿：6 种家用中成药

1 九味羌活冲剂

疏风解表，散寒除湿。用于发热恶寒，鼻流清涕，头痛，四肢、周身酸痛。

4 二妙丸

燥湿清热。用于湿热下注，足膝红肿热痛，下肢丹毒，带下，阴囊潮湿。

2 舒筋活络酒

祛风除湿，活血通络。用于风湿阻络，血脉瘀滞，兼有阴虚所致的关节疼痛，屈伸不利。

5 藿香正气软胶囊

解表化湿，理气和中。用于外感风寒，内伤湿滞，脘腹胀痛，呕吐泄泻。

3 独活寄生合剂

养血舒筋，祛风除湿。用于风寒湿痹之腰膝冷痛，屈伸不利。

6 黄疸茵陈颗粒

清热利湿，退黄疸。用于急、慢性病毒性黄疸型肝炎。

其他常用中成药：活络丸、追风透骨丸、强筋健骨丸、寒湿痹颗粒、香砂平胃丸、治湿平胃丸等。

三

夏季除湿健脾 21 招

远离暑湿，健脾养胃

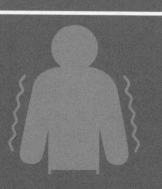

夏季湿邪困脾
有哪些表现

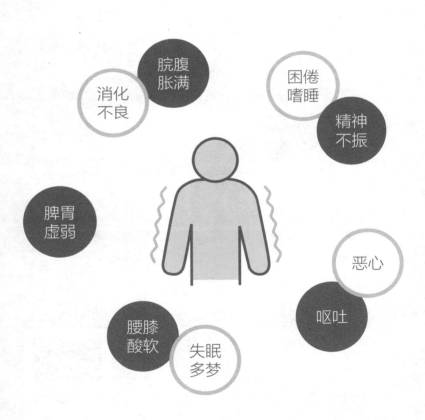

脘腹
胀满

消化
不良

困倦
嗜睡

精神
不振

脾胃
虚弱

恶心

呕吐

腰膝
酸软

失眠
多梦

夏季除湿健脾：5大常用穴位

对症按摩调理方

取穴原理	按摩脾俞具有调理脾胃的效果。
功效主治	和胃健脾，升清利湿。主治腹痛、胃痛、急（慢）性胃炎、呕吐、泄泻、水肿等。
穴名由来	"脾"，脾脏；"俞"，输注。本穴为脾之背俞穴，故名。

按揉脾俞穴

操作方法

用拇指指腹按揉脾俞穴，每次1~2分钟。

定位

本穴在脊柱区，第11胸椎棘突下，后正中线旁开1.5寸。

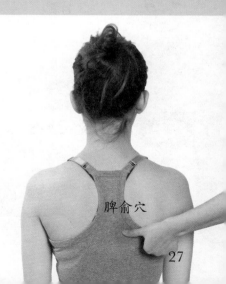

脾俞穴

27

<table>
<tr><td rowspan="3">按压足三里穴</td><td>取穴
原理</td><td>足三里为保健要穴，有助于增强机体的免疫力。</td></tr>
<tr><td>功效
主治</td><td>调理脾胃，燥化脾湿。主治消化系统的常见病，如十二指肠球部溃疡、急性胃炎、胃下垂等。</td></tr>
<tr><td>穴名
由来</td><td>"里"与"理"通。人以肚脐为界，上为天，下为地，中为人，分为三部，万物由之，理在其中。故足三里穴能调和天地人，能治人身上中下诸病。</td></tr>
</table>

操作方法

以拇指指腹垂直用力按压足三里穴，每次1~3分钟。

定位

屈膝成 90°，由外膝眼往下量四横指，胫骨外一横指处即是。

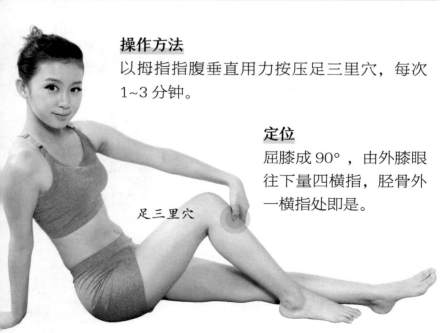

足三里穴

取穴原理	阴陵泉为足太阴脾经之合穴，能温运中焦、清利下焦，帮助除脾湿。
功效主治	健脾渗湿，通经活络。主治腹痛、胀满、水肿、泄泻、小便不利、遗精、月经不调、带下、下肢麻痹等。
穴名由来	"阴"，水之意;"陵"，土丘;"泉"，水泉。阴陵泉穴名大意是指脾经流行的经水及脾土物质混合物在本穴聚合堆积如土丘之状。

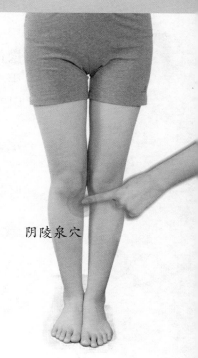

按揉阴陵泉穴

操作方法

用食指指腹用力按揉阴陵泉穴3~5分钟，以有酸胀感为度。

定位

沿膝盖内侧横纹向上，会摸到一个凸起的骨头，顺着骨头的下方和内侧摸，摸到的凹陷处即是。

阴陵泉穴

按揉三阴交穴

取穴原理	三阴交是脾经上的穴位，能疏肝健脾补肾，利水化湿。
功效主治	健脾祛湿，补肾固精，调经。主治腹胀、水肿、月经不调、带下、小便不利、遗尿、不孕、阳痿、下肢痿痹、脚气等。
穴名由来	本穴为足太阴经、足厥阴经和足少阴经三阴经之交会穴，故名"三阴交"。

操作方法

用拇指指腹按揉三阴交穴 3~5 分钟，以有酸胀感为宜。

定位

本穴在小腿内侧，内踝尖上 3 寸，胫骨内侧缘后际。

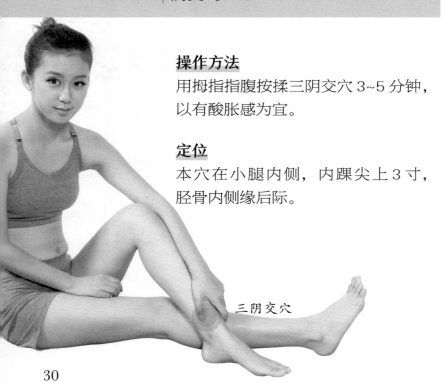

三阴交穴

取穴原理	按摩承山穴能振奋膀胱经的阳气，排出体内湿气。
功效主治	运化水湿，固化脾土。主治小腿肚抽筋、脚部劳累、膝盖劳累、背痛、腰腿痛、便秘、脱肛、痔疮等。
穴名由来	本穴物质为随膀胱经经水上行而来的脾土与水液的混合物，行至本穴后，水液气化而干燥的脾土微粒则沉降穴周，沉降的脾土堆积如大山之状，故名。

按压承山穴

操作方法

用拇指或食指强力旋转按压承山穴1分钟，停30秒后再按压1分钟，反复进行，以有酸、麻、胀感或局部胀满为度。

定位

承山穴位于人体的小腿后面正中，委中与昆仑之间，伸直小腿或足跟上提时，腓肠肌肌腹下出现的尖角凹陷处即是。

承山穴

夏季除湿健脾：4 种家常食物

粳米

性味归经： 性平，味甘，归脾、胃经。

功能： 调中和胃，渗湿止泻。用于脾胃气虚之食少纳呆、泄泻、痢疾等。

用法： 煮食。

高粱

性味归经： 性温，味甘、涩，归脾、胃、肺经。

功能： 健脾止泻，化痰安神。用于脾虚泄泻、痰湿咳嗽等。

用法： 煮食。

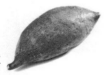

红薯

性味归经： 性平，味甘，归脾、肾经。

功能： 补中和血，宽肠胃。用于脾虚水肿。

用法： 煮食、蒸食。

禁忌： 气滞食积的人慎食。

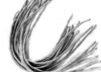

豇豆角

性味归经： 性平，味甘、咸，归脾、肾经。

功能： 健脾利湿。用于脾胃虚弱，痢疾，肾虚腰痛，遗精。

用法： 炒食、蒸食。

禁忌： 气滞便结的人忌食。

夏季除湿健脾：4 种常用中药

砂仁

性味归经： 性温，味辛，归脾、胃、肾经。

功效主治： 化湿开胃，温中止泻。用于脾胃气滞，脾胃虚寒，呕吐泄泻。

用法： 1~3 克，煎服。

禁忌： 阴虚有热的人禁服。

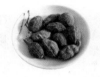

草果

性味归经： 性温，味辛，归脾、胃经。

功效主治： 燥湿温中。用于寒湿中阻，痞满呕吐，脘腹冷痛。

用法： 1~3 克，煎服。

禁忌： 阴虚血少的人禁服。

苍术

性味归经： 性温，味辛、苦，归脾、胃、肝经。

功效主治： 燥湿健脾。用于湿阻中焦，脘腹胀满，泄泻，风湿痹痛。

用法： 1~3 克，煎服。

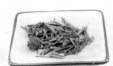

藿香

性味归经： 性微温，味辛，归脾、胃、肺经。

功效主治： 发表解暑。用于暑湿表证，湿温初起。

用法： 1~3 克，煎服。

禁忌： 阴虚的人忌服。

药食同源，除湿健脾：2道精选食疗方

健脾化湿

小米红枣砂仁粥

材料：小米 100 克，红枣 6 枚，砂仁 3 克，枸杞子 5 克。

做法：

1 把砂仁捣碎成细末；小米、红枣分别洗净；枸杞子洗净后用温水泡 10 分钟。

2 砂锅加入清水，大火烧开，放小米和红枣，煮沸后转小火熬煮 40 分钟。加入砂仁末、枸杞子，小火继续熬煮 10 分钟即可。

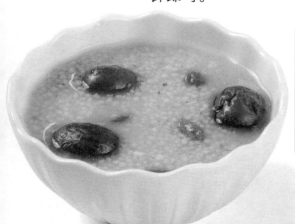

｜ 功效 ｜

小米、红枣、砂仁、枸杞子一起煮粥食用，能健脾开胃、行气化湿，调理湿阻或气滞所致的脘腹胀痛等。

材料：鲜玉米粒、豆角各 150 克，胡萝卜 25 克。

调料：葱末、蒜末、盐、水淀粉、料酒、高汤、植物油各适量。

做法：

1 豆角洗净，去头尾，切小段；胡萝卜洗净，去皮，切丁。

2 锅中倒油烧热，爆香葱末、蒜末，加豆角段炒软，倒入胡萝卜丁翻炒。

3 倒入玉米粒炒熟，加料酒、高汤、盐炒匀，用水淀粉勾芡即可。

健脾利湿

豆角玉米

\ 功效 /

豆角有理中益气、健脾利湿的作用；玉米有开胃健脾、除湿利尿的作用。二者和胡萝卜一起搭配适合脾虚的人食用。

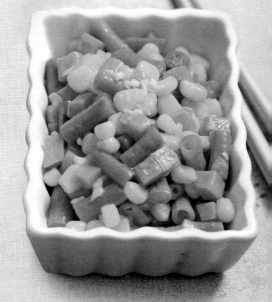

夏季除湿健脾：6种家用中成药

1 藿香正气软胶囊

解表化湿，理气和中。 用于外感风寒，内伤湿滞，脘腹胀痛，呕吐泄泻。

2 香砂平胃丸

理气化湿，和胃止痛。 用于湿浊中阻，脾胃不和导致的胃脘闷痛、恶心呕吐等。

3 纯阳正气丸

温中散寒。 用于暑天感受寒湿之邪导致的腹痛吐泻、肢节酸痛等。

4 治湿平胃丸

燥湿健脾，宽胸消胀。 用于脾胃湿盛之不思饮食、脘腹胀满等。

5 人参归脾丸

补气健脾，生津止渴。 用于心脾气虚而导致的心悸健忘、失眠多梦、体倦食少，以及妇女月经量多、色淡等。

6 参苓白术散

补脾益胃。 用于脾胃虚弱，食少便溏，气短咳嗽。

四

冬季祛寒暖阳 21 招

温阳暖体，寒不扰，病不侵

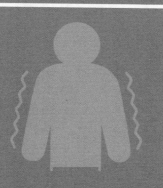

扫描二维码
有声点读新体验

冬季寒气侵体
有哪些表现

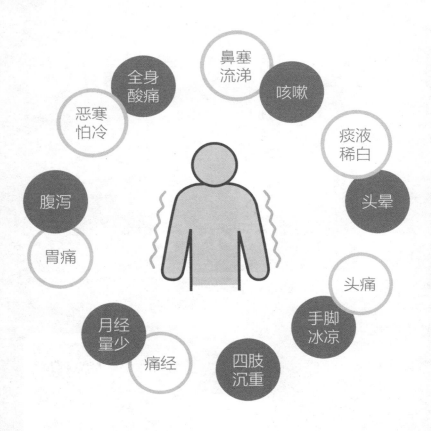

冬季祛寒暖阳：5 大常用穴位

对症按摩调理方

取穴原理	按摩大椎可疏调督脉，调节全身阳气，促进气血顺畅，有散寒的作用。
功效主治	扶正祛邪，提高机体免疫力。主治感冒发热、颈椎病、扁桃体炎、痤疮等。
穴名由来	"大"，巨大；"椎"，椎骨。古称第1胸椎棘突为大椎，穴在其上方，故名。

按揉大椎穴

操作方法
用拇指指腹按揉大椎穴 3~5 分钟，以有酸胀感为宜。

定位
本穴在颈后部，第 7 颈椎棘突下凹陷中，后正中线上。

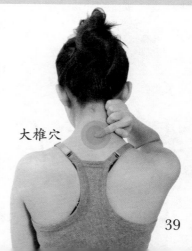

大椎穴

按揉命门穴

取穴原理	命门肾火为生命之源，具有温阳散寒的功效。
功效主治	补肾壮阳，培元固本，强健腰膝。主治月经不调、带下、前列腺炎、肾功能不全、腰痛、阳痿、遗精、泄泻等。
穴名由来	"命"，生命；"门"，门户。穴在第2腰椎棘突下，两肾俞之间，当肾间动气出，为元气之根本，生命之门户，故曰"命门"。

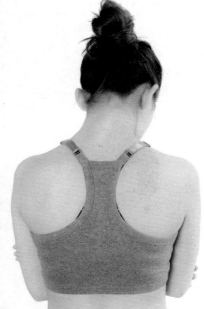

操作方法

用拇指指腹按揉命门穴1~3分钟，以有酸胀感为度。

定位

从两边侧腹部明显凸起的骨性标志与腰椎的相交处向上数2个椎体，其棘突下的凹陷处即是命门穴。

命门穴

40

取穴原理	按摩太溪穴可滋阴益肾，祛寒壮阳。
功效主治	温肾强腰，祛寒壮阳。主治头痛目眩、咽喉肿痛、齿痛、耳鸣、咳嗽、气喘、消渴、月经不调、失眠、遗精、阳痿、腰脊痛、内踝肿痛等。
穴名由来	"太"，大；"溪"，沟溪。本穴为气血所注之处，足少阴肾经脉气出于涌泉，至此聚留而成大溪，故名"太溪"。

操作方法

用对侧手的拇指或食指指腹按揉太溪穴3分钟，力量柔和，以有酸胀感为度。

定位

坐位垂足，由足内踝向后推至与跟腱之间的凹陷处即是太溪穴。

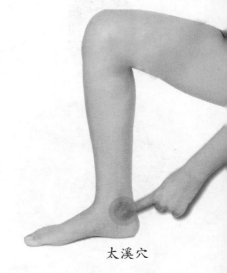

太溪穴

<table>
<tr><td rowspan="7">按揉神阙穴</td><td>取穴
原理</td><td>按摩神阙可温通阳气，散寒通络。</td></tr>
<tr><td>功效
主治</td><td>健运脾胃，温阳固脱，培元固本。
主治腹中虚冷、腹痛腹泻、肠鸣、
前列腺肥大、过敏性鼻炎、子宫脱
垂等。</td></tr>
<tr><td>穴名
由来</td><td>神阙者，神之所舍其中也，人身以
神志为最贵，此穴为元神居住的
地方，心肾（心藏神，肾藏志，
实含五脏）交通之门户，故称"神
阙穴"。</td></tr>
</table>

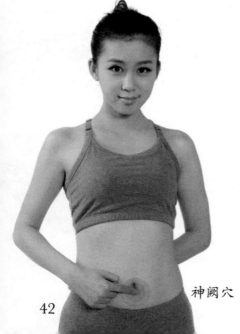

操作方法

用食指指腹按揉神阙穴，
每次 1~3 分钟。

定位

本穴位于人体肚脐处。

神阙穴

取穴原理	按摩关元可温肾、散寒，改善阴寒内积。
功效主治	培补元气，调和气血。主治阳痿、遗精、遗溺、小便频数、小便不通、月经不调、崩漏、带下等。
穴名由来	"关"，关藏；"元"，元气。关元为关藏元气之处。

按揉关元穴

操作方法

用拇指指腹按揉关元穴，每次 2~3 分钟。

定位

从肚脐正中央向下量 3 寸的位置即是。

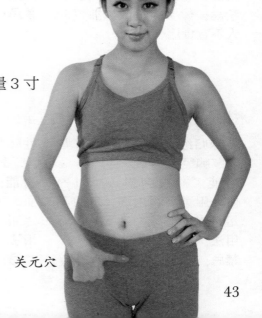

关元穴

43

冬季祛寒暖阳：
4种家常食物

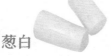

葱白

性味归经： 性温，味辛，归肺、胃经。

功能： 发汗解表，散寒通阳。用于风寒感冒等。

用法： 煎食、煮食、炒食。

禁忌： 体虚自汗或患狐臭的人不宜食用。

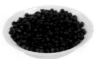

胡椒

性味归经： 性热，味辛，归胃、大肠、肝经。

功能： 温中散寒。用于胃脘冷痛，喜温喜按。

用法： 煎食、炒食。

禁忌： 阴虚有火的人忌食。

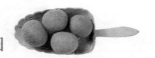

桂圆

性味归经： 性温，味甘，归心、脾经。

功能： 补益脾胃，益气养血。用于脾胃虚弱，气血不足，脾虚泄泻。

用法： 鲜食、煮食。

禁忌： 痰火内扰者不宜食用。

羊肉

性味归经： 性热，味甘，归脾、胃、肾经。

功能： 健脾温中，益气养血。用于产后腹中痛、腹中寒疝、虚劳不足等。

用法： 煮食、炒食。

禁忌： 孕妇不宜多食。

冬季祛寒暖阳：
4种常用中药

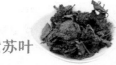

紫苏叶

性味归经： 性温，味辛，归肺、脾经。

功效主治： 解表散寒，行气和中。用于外感风寒，恶寒发热，脘腹胀闷。

用法： 1～3克，煎服。

禁忌： 阴虚、气虚的人慎服。

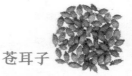

苍耳子

性味归经： 性温，味苦、辛，有毒，归肺经。

功效主治： 散风寒，通鼻窍。用于风寒感冒，头痛鼻塞。

用法： 1～2克，煎服。

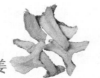

高良姜

性味归经： 性热，味辛，归脾、胃经。

功效主治： 温胃止呕，散寒止痛。用于脘腹寒冷窜痛、呕吐泄泻等。

用法： 1～3克，煎服。

禁忌： 阴虚有热的人忌服。

肉苁蓉

性味归经： 性温，味甘、咸，归肾、大肠经。

功效主治： 补肾阳，益精血。用于四肢欠温，腰膝冷痛，阳痿早泄。

用法： 3～5克，煎服。

禁忌： 实热便结的人忌服。

药食同源，祛寒暖阳：2道精选食疗方

祛寒健脾

萝卜炖羊肉

材料：羊肉 200 克，萝卜 150 克。

调料：葱段、姜片各 15 克，花椒 1 克，盐 2 克。

做法：

1 羊肉和萝卜洗净，切块。

2 锅内加水烧开，放入羊肉块焯水，捞出。

3 砂锅中加水、羊肉块、萝卜块、葱段、姜片、花椒，大火烧开，转中小火炖至羊肉酥烂，加盐即可。

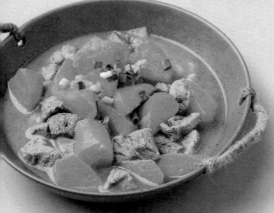

| 功效 |

羊肉有祛寒补虚、健脾温中、益精补肾的作用；萝卜有健脾开胃、促消化的作用；姜有发散风寒、止呕助阳的作用。它们一起搭配食用可以健脾开胃，增强人体的抗病能力。

高良姜羊脊骨粥

材料: 高良姜 3 克, 羊脊骨 200 克, 大米 100 克。

调料: 葱花 5 克, 盐 3 克。

做法:

1 大米淘洗干净, 浸泡 30 分钟; 羊脊骨洗净, 砍断, 砸碎; 高良姜洗净切片。

2 将砸碎的羊脊骨和高良姜放入煲内, 加水煎取汤汁, 弃骨及渣。

3 将大米放入汤汁中, 小火熬成粥, 加入葱花、盐调味, 即可食用。

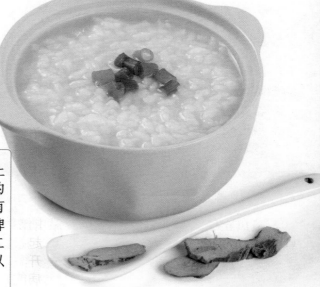

功效

高良姜有温胃止呕、散寒止痛的作用; 羊脊骨有强筋壮骨、温脾暖肾的作用。二者搭配食用可以散寒暖胃。

47

冬季祛寒暖阳：
6 种家用中成药

1 风寒感冒冲剂

发汗解表，疏风散寒。用于恶寒发热、头项强痛、肢体酸痛等。

4 九味羌活冲剂

疏风解表，散寒除湿。用于发热恶寒，鼻流清涕，头痛，四肢、周身酸痛。

2 荆防败毒散

疏风解表。用于风寒感冒初起，恶寒发热，头身疼痛。

5 良附丸

行气疏肝，祛寒止痛。用于寒凝气滞所致的胃痛，喜温喜按，尿清便溏。

3 川芎茶调饮

疏风止痛。用于感受风邪之头痛、恶寒、发热、鼻塞等。

6 附子理中丸

温中健脾。用于脾胃虚寒之脘腹冷痛、呕吐泄泻、手足不温等。

五

女性除寒湿 21 招

远离宫寒保健康

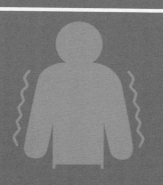

女性体内有寒湿
有哪些表现

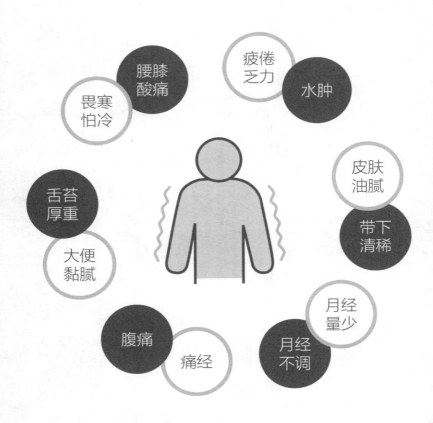

腰膝酸痛

疲倦乏力

水肿

畏寒怕冷

皮肤油腻

舌苔厚重

带下清稀

大便黏腻

月经量少

腹痛

痛经

月经不调

女性除寒湿：
5大常用穴位

对症按摩调理方

取穴原理	能温阳利水，有利于体内湿气排出。
功效主治	补肾益阴，温阳利水。主治静脉曲张、水肿、腹胀、自汗盗汗、腹泻、尿失禁、腰痛等。
穴名由来	"复"，同"伏"，深伏；"溜"，流动。穴居照海之上，在此指经气至"海"入而复出并继续流注。

推按复溜穴

操作方法

用拇指指腹由上往下推按复溜穴1~3分钟。

定位

本穴在小腿内侧，内踝尖上2寸，跟腱的前缘。

复溜穴

取穴原理	能温阳利水，有利于体内湿气排出。
功效主治	利水消肿，调经止痛。主治尿急、尿痛、痛经、闭经、月经不调等。
穴名由来	"水道"，即水液通行的道路。

操作方法

用食指指腹按揉水道穴
1~3分钟。

定位

本穴在下腹部，脐下
3寸，前正中线旁开2寸。

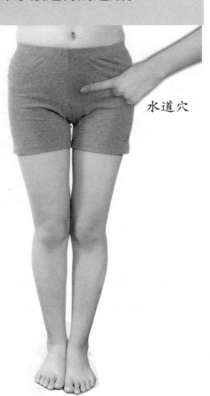

水道穴

取穴原理	命门肾火为生命之源，具有温阳散寒的功效。
功效主治	补肾壮阳，培元固本，强健腰膝。主治月经不调、带下、肾功能不全、腰痛、泄泻等。
穴名由来	"命"，生命；"门"，门户。穴在第2腰椎棘突下，两肾俞之间，当肾间动气出，为元气之根本，生命之门户，故曰"命门"。

操作方法

用拇指指腹按揉命门穴 1~3 分钟，以有酸胀感为度。

定位

从两边侧腹部明显凸起的骨性标志与腰椎的相交处向上数 2 个椎体，其棘突下的凹陷处即是命门穴。

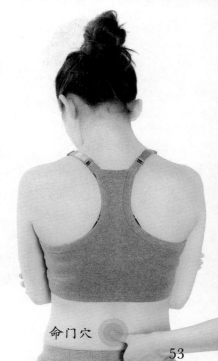

命门穴

<table>
<tr><td rowspan="6">按揉丰隆穴</td><td>取穴
原理</td><td>按揉丰隆穴可以将脾胃中的湿浊排出去，让气血流通。</td></tr>
<tr><td>功效
主治</td><td>调和胃气，祛湿化痰。主治咳嗽、哮喘、头痛、眩晕、水肿、肥胖等。</td></tr>
<tr><td>穴名
由来</td><td>足阳明胃经气血丰盛，至此穴丰溢，其肉丰满隆起，故名。</td></tr>
</table>

操作方法

用拇指或食指指腹稍用力按揉丰隆穴 1~3 分钟，以有酸胀感为度。

定位

本穴位于外踝尖上 8 寸，胫骨外 1.5 寸，两筋间的凹陷处。

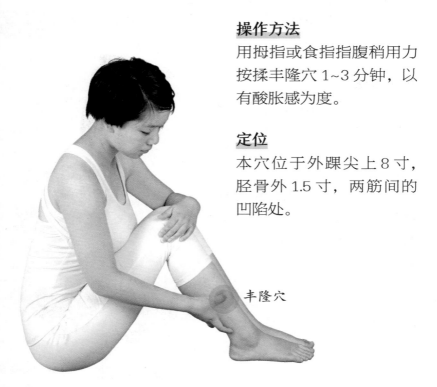

丰隆穴

取穴原理	地机穴是脾经之郄穴，为经气深集的部位，可以解痉镇痛，行气活血。
功效主治	健脾渗湿，调经止带。主治月经不调、腹胀、腹痛、小便不利、水肿、食欲不振等。
穴名由来	"地"，指脾土；"机"，指机巧、巧妙。地机穴是指本穴的脾土微粒随地部经水运输到人体各部，过程十分巧妙。

点压地机穴

操作方法
用食指垂直向下点压地机穴
1~3分钟，力度稍轻。

定位
小腿内侧，从膝关节往下摸，
至胫骨内侧髁下方凹陷处，
往下量3寸即是地机穴。

地机穴

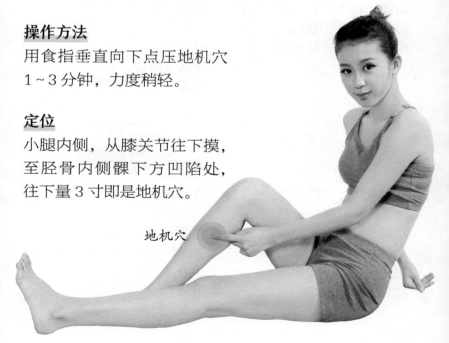

女性除寒湿：
4 种家常食物

赤小豆

性味归经：性微寒，味甘、酸，归心、小肠、脾经。

功能：利水消肿。用于水肿，黄疸，脚气，便血。

用法：煎食、煮食。

生姜

性味归经：性温，味辛，归肺、胃、脾经。

功能：解表散寒，温中止呕。用于恶寒发热、头痛、恶心呕吐等。

用法：炒食、煮食、炖食。

禁忌：阴虚内热的人慎食。

薏米

性味归经：性微寒，味甘、淡，归脾、胃、肺经。

功能：利湿健脾。用于水肿，小便淋沥，泄泻，带下。

用法：煎食、煮食。

禁忌：大便燥结的人慎食。

辣椒

性味归经：性热，味辛，归心、脾经。

功能：温中散寒，健胃消食。用于脾胃虚寒之脘腹冷痛等。

用法：炒食、熬汤。

女性除寒湿：
4种常用中药

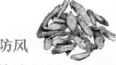

防风

性味归经： 性微温，味辛、甘，归膀胱、肝、脾经。

功效主治： 祛风解表，祛湿止痛。用于感冒、头痛、风湿痹痛等。

用法： 1~3克，煎服。

禁忌： 血虚头痛的人忌服。

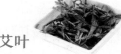

艾叶

性味归经： 性温，味苦、辛，归脾、肝、肾经。

功效主治： 温经止血，散寒止痛。用于月经不调、崩漏、腹痛等。

用法： 1~3克，煎服。

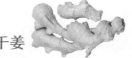

干姜

性味归经： 性热，味辛，归脾、胃、肾、心、肺经。

功效主治： 温中回阳，温肺化饮。用于脘腹冷痛、寒饮咳喘、形寒背冷等。

用法： 1~3克，煎服。

羌活

性味归经： 性温，味辛、苦，归膀胱、肾经。

功效主治： 解表散寒，祛风除湿。用于风寒湿痹，肩背酸痛。

用法： 1~3克，煎服。

药食同源，除寒祛湿：2道精选食疗方

祛湿养胃

南瓜薏米饭

材料：薏米 50 克，南瓜 200 克，大米 100 克。

做法：

1 南瓜洗净，去皮、瓤，切成小粒。

2 薏米洗净，去掉杂质，浸泡 3 小时。

3 大米洗净，浸泡 30 分钟。

4 将大米、薏米、南瓜粒和适量清水放入电饭煲中。

5 按下"煮饭"键，煮至电饭煲提示米饭煮好即可。

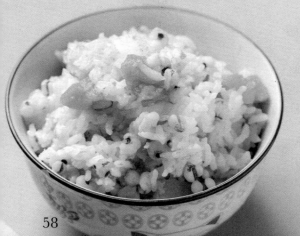

| 功效 |
南瓜可以补中益气，助消化；薏米可以健脾除湿，利水消肿。

材料：艾叶 3~5 克，鸡蛋 2 个，红糖
适量。

做法：

1 将艾叶洗净；鸡蛋煮熟后去壳。

2 锅中放艾叶，加水煮成汁，加入去壳
后的鸡蛋和红糖，再煮 10 分钟即可取
出鸡蛋食用。

温馨提示：该药膳应在医生指导下食用。

| 功效 |
祛寒湿，温经
止痛。

红糖艾叶水煮鸡蛋

散寒祛湿，调理痛经

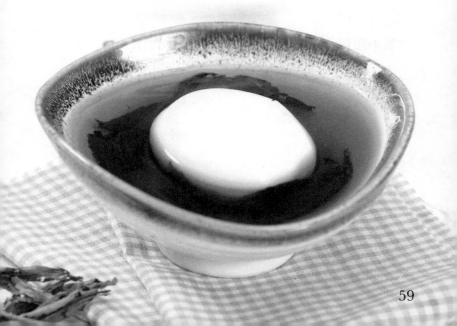

59

女性除寒湿：
6种家用中成药

1 附子理中丸

温中健脾。用于脾胃虚寒之脘腹冷痛、呕吐泄泻、手足不温等。

2 香砂养胃丸

温中和胃。用于中阳不足，湿阻气滞所致的胃痛痞满、呕吐酸水、嘈杂不适等。

3 艾附暖宫丸

理气补血，暖宫调经。用于血虚气滞，下焦虚寒所致的月经不调、痛经、腰膝酸痛等。

4 木香顺气丸

健脾和胃，行气化湿。用于气滞不舒之胸膈痞满、两胁胀痛等。

5 右归丸

温补肾阳，填精止遗。用于肾阳不足之腰膝酸冷、精神不振、大便溏薄、畏寒怕冷等。

6 桂附地黄丸

补益肾气，温补肾阳。用于肾阳不足之腰膝酸冷、肢体浮肿、小便不利、耳鸣等。

六

男性除寒湿 21 招

不阳虚，精力足，身体棒

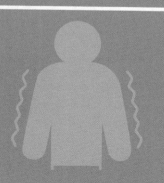

男性体内有寒湿
有哪些表现

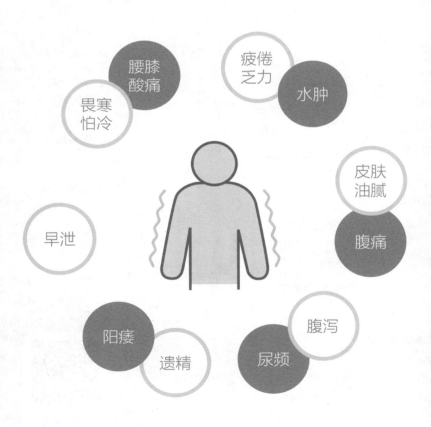

男性除寒湿：5大常用穴位

对症按摩调理方

取穴原理	肾俞是补肾要穴，按摩肾俞可以起到培补肾元的作用。
功效主治	护肾强肾。主治肾虚腰痛、腰膝酸软、耳鸣目眩、阳痿遗精等。
穴名由来	"肾"，肾脏。本穴为肾脏之气转输之处，是调治肾疾的重要穴位，故名"肾俞"。

按揉肾俞穴

操作方法

两手搓热后，用拇指指腹按揉肾俞穴 1~3 分钟，两侧同时或交替进行。

定位

两侧肩胛骨下缘的连线与脊柱相交处为第 7 胸椎，往下数 7 个凸起的骨性标志，在其棘突之下旁开 1.5 寸处即是肾俞穴。

肾俞穴

按揉命门穴	**取穴原理** 命门肾火为生命之源，具有温阳散寒的功效。
	功效主治 补肾壮阳，培元固本，强健腰膝。主治前列腺炎、肾功能不全、腰痛、阳痿、遗精、泄泻等。
	穴名由来 "命"，生命；"门"，门户。穴在第2腰椎棘突下，两肾俞之间，当肾间动气出，为元气之根本，生命之门户，故曰"命门"。

操作方法

用拇指指腹按揉命门穴
1~3 分钟，以有酸胀感
为度。

定位

从两边侧腹部明显凸起
的骨性标志与腰椎的相
交处向上数 2 个椎体，
其棘突下的凹陷处即是命门穴。

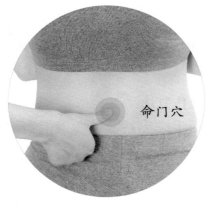

命门穴

取穴原理	足三里为保健要穴，可理脾胃、调气血、养胃气，增强机体的免疫力，强身除病。
功效主治	调理脾胃，疏风化湿。主治胃痛、腹胀、泄泻、便秘、膝痛、下肢痿痹、不寐、气喘、痰多等。
穴名由来	"里"与"理"通。人以肚脐为界，上为天，下为地，中为人，分为三部，万物由之，理在其中。故足三里穴能调和天地人，能治人身上中下诸病。

按压足三里穴

操作方法

以拇指指腹垂直用力按压穴位，每日早、晚左右两侧各按压 1 次，每次 1~3 分钟。

定位

屈膝成 90°，由外膝眼往下量四横指，距胫骨外一横指处即是。

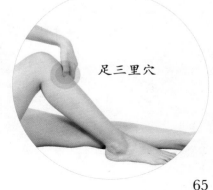

足三里穴

65

<table>
<tr><td rowspan="3">按揉丰隆穴</td><td>取穴
原理</td><td>按揉丰隆穴可以将脾胃中的湿浊排出去，让气血流通。</td></tr>
<tr><td>功效
主治</td><td>调和胃气，祛湿化痰。主治咳嗽、哮喘、头痛、眩晕、水肿等。</td></tr>
<tr><td>穴名
由来</td><td>足阳明胃经气血丰盛，至此穴丰溢，其肉丰满隆起，故名"丰隆"。</td></tr>
</table>

操作方法

用拇指或食指指腹稍用力按揉丰隆穴 1~3 分钟，以有酸胀感为度。

定位

本穴位于外踝尖上 8 寸，胫骨外 1.5 寸，两筋间的凹陷处。

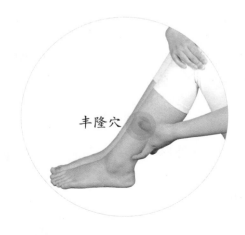

丰隆穴

取穴原理	阴陵泉为足太阴脾经之合穴，能温运中焦、清利下焦，帮助益肾调经，健脾除湿。
功效主治	健脾理气，益肾除湿，通经活络。主治腹痛、胀满、水肿、泄泻、小便不利、遗精、下肢麻痹等。
穴名由来	"阴"，水之意；"陵"，土丘；"泉"，水泉。阴陵泉穴名大意是指脾经流行的经水及脾土物质混合物在本穴聚合堆积如土丘之状，故名。

操作方法

用食指指腹用力按揉阴陵泉穴
3~5 分钟，以有酸胀感为度。

定位

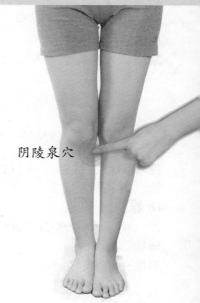

阴陵泉穴

沿膝盖内侧横纹向上，会摸到
一个凸起的骨头，顺着骨头的
下方和内侧摸，摸到的凹陷的
地方即是。

男性除寒湿：
4 种家常食物

薏米

性味归经： 性微寒，味甘、淡，归脾、胃、肺经。

功能： 利湿健脾。用于水肿、小便淋沥、泄泻等。

用法： 煎食、煮食。

禁忌： 大便燥结的人慎食。

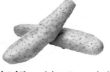

山药

性味归经： 性平，味甘，归肺、脾、肾经。

功能： 健脾补肺，固肾益精。用于脾虚泄泻，虚劳咳嗽，遗精，小便频数。

用法： 炒食、煮食、炖食、蒸食。

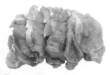

羊肉

性味归经： 性热，味甘，归脾、胃、肾经。

功能： 健脾温中，益气养血。用于腹中寒疝、虚劳不足等。

用法： 煮食、炒食。

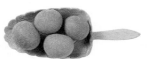

桂圆

性味归经： 性温，味甘，归心、脾经。

功能： 补益脾胃，益气养血。用于脾胃虚弱，气血不足，脾虚泄泻。

用法： 煮食、蒸食。

禁忌： 痰火内扰的人慎食。

男性除寒湿：
4种常用中药

小茴香

性味归经：性温，味辛，归肝、肾、脾、胃经。

功效主治：散寒止痛，理气和胃。用于脘腹冷痛、寒疝腹痛等。

用法：1～3克，煎服。

禁忌：阴虚火旺的人忌服。

补骨脂

性味归经：性温，味苦、辛，归肾、脾经。

功效主治：补肾壮阳，温脾止泻。用于腰膝冷痛、阳痿、五更泄、虚喘等。

用法：1～3克，煎服。

禁忌：阴虚内热的人慎服。

益智

性味归经：性温，味辛，归脾、肾经。

功效主治：温脾止泻，暖肾固精。用于遗精、夜尿频数、腹中冷痛、口多唾涎等。

用法：1～3克，煎服。

茯苓

性味归经：性平，味甘、淡，归心、脾、肺、肾经。

功效主治：利水渗湿，健脾和胃。用于脾虚湿盛所致的各种水肿、泄泻、痰饮、纳差等。

用法：3～5克，煎服。

禁忌：阴虚无湿热、气虚下陷的人不宜服用。

药食同源，除寒祛湿：2道精选食疗方

祛寒补虚

白萝卜羊肉卷

材料： 羊肉80克，白萝卜300克。

调料： 姜末、蒜末各3克，盐2克，酱油适量。

做法：

1. 白萝卜洗净，切薄片，用沸水焯软；羊肉洗净，剁成馅，放入碗内，加姜末、蒜末、酱油、盐，用勺子朝一个方向搅拌均匀。

2. 将羊肉馅放在萝卜片上，卷成卷，完全包住馅，用干净的牙签穿入固定，放入蒸盘，上锅蒸20分钟即可。

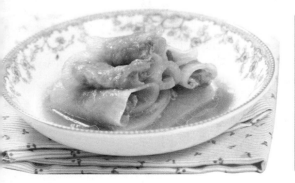

> **功效**
>
> 羊肉可以祛寒补虚、补肾壮阳；白萝卜可以顺气消食，避免食滞；姜可以发散风寒、止呕助阳。三者搭配食用可以增强人体的抗病能力。

材料： 山药 50 克，薏米 30 克，大米 100 克，茯苓粉 10 克，枸杞子 5 克。

做法：

1 山药去皮切小块，泡在水里防止氧化；薏米和大米淘洗干净后，浸泡 1 小时。

2 锅内加入适量清水烧开，将薏米和大米放进锅里，大火煮开后转为小火煮烂，再加入山药块和茯苓粉，继续煮 20 分钟，最后加入枸杞子，焖 10 分钟即可。

健脾祛湿

山药薏米茯苓粥

> **功效**
>
> 山药可健脾补肺，薏米可健脾祛湿，茯苓有利水渗湿的功效。

> **烹饪妙招**
>
> 最好选用怀山药，效果更好。

男性除寒湿：
6 种家用中成药

1 金匮肾气丸

温补肾阳，行气化水。用于肾虚水肿，腰膝酸软，小便不利，畏寒肢冷。

2 参苓白术丸

健脾益气。用于脾胃虚弱，食少便溏，气短咳嗽，肢倦乏力。

3 五苓胶囊

温阳化气，利湿行水。用于小便不利，水肿，腹胀，呕逆。

4 藿香正气软胶囊

解表化湿，理气和中。用于外感风寒，内伤湿滞，脘腹胀痛，呕吐泄泻。

5 济生肾气丸

滋阴补肾，利水消肿。用于肾阳不足，肾虚水肿，腰膝疲重，小便不利，痰饮咳喘。

6 独活寄生丸

养血舒筋，祛风除湿，补益肝肾。用于风寒湿痹阻，肝肾两亏，腰膝冷痛，屈伸不利。

七

常见寒湿疾病
对症调理

祛寒湿，除病根

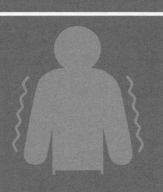

扫描二维码
有声点读新体验

风寒感冒

| 典型症状 | ☑发热 ☑怕冷 ☑咽痒 ☑咳嗽痰稀 |
| | ☑鼻塞 ☑流清涕 |

病因分析

感冒是由多种因素引起的一种呼吸道常见病，尤以冬春季节多见，总体上分为风寒感冒和风热感冒两种。中医学认为，风寒感冒是因受了寒邪而引起的疾病，一般多发于比较寒冷的秋冬季节，主要是由气候变化引起的。此外，生活起居不当、体质虚弱等也容易让寒邪侵入身体，造成风寒感冒。

对症取穴

大椎穴、迎香穴、风池穴、风门穴。

常用中成药

风寒感冒冲剂：发汗解表，疏风散寒。用于恶寒发热、头项强痛、肢体酸痛等。

取穴原理	大椎穴是人体所有阳经汇聚之处，可抵御外邪，治疗外感表证之风寒、风热感冒。
功效主治	扶正祛邪，提高机体免疫力。主治感冒发热、颈椎病、扁桃体炎、痤疮等。

按揉大椎穴

操作方法
用食指指腹按揉大椎穴 3~5 分钟，以有酸胀感为宜。

定位
本穴在颈后部，第 7 颈椎棘突下凹陷中，后正中线上。

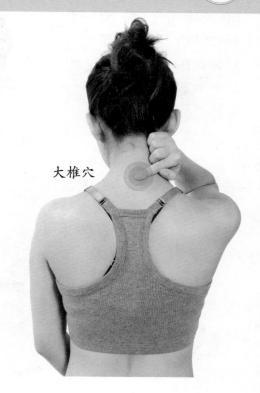

大椎穴

运动调理

经常搓手能促进血液循环和代谢，防治呼吸道感染，还可以从根本上预防冻疮。

具体方法：

双手搓掌时，大鱼际应贴合，以双手发热为度，可一手固定不动，另一手对其搓动，再用双手上下交替互搓 5~10 分钟，使整个手掌发热。

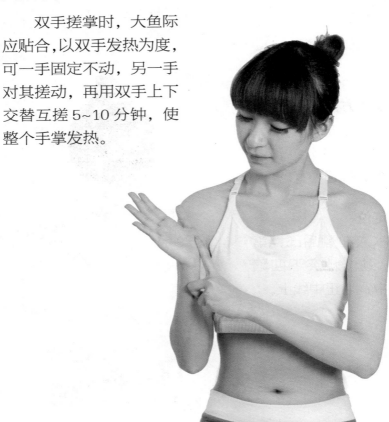

精选食疗方

材料：猪瘦肉 150 克，雪梨 2 个，胡萝卜 1 根。

调料：姜片 5 克，盐 3 克。

做法：

1 猪瘦肉洗净，切成小块；雪梨洗净，去皮、核，切小块；胡萝卜去皮，洗净，切片。

2 锅中加入冷水，放入瘦肉块、雪梨块、胡萝卜片、姜片，大火烧开，再用小火慢炖 30 分钟，最后加盐调味即可。

胡萝卜雪梨炖瘦肉

润肺止咳

| 功效 |

雪梨可以滋阴润肺；胡萝卜可以润肠通便；猪瘦肉可养血补肾。三者搭配煮汤可以起到润肺止咳的作用，对感冒有很好的缓解效果。

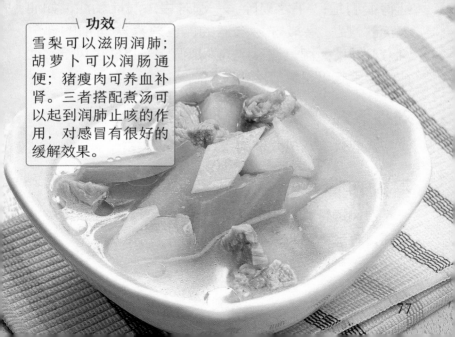

风湿性关节炎

病因分析

中医学认为，风、寒、暑、湿、燥、火是致病的"六淫邪气"，其中最可怕的是"湿邪"。有一句俗语总结得很清楚："千寒易除，一湿难去。湿性黏浊，如油入面。"湿，是最容易渗透的，也总喜欢与别的邪气"狼狈为奸"。湿气遇风则成为风湿，一旦成了风湿，往往就会引起手足关节疾病。

对症取穴

八邪穴、八风穴、阿是穴。

常用中成药

追风透骨丸：疏风通络，散寒除湿。用于肢体关节疼痛，游走不定，关节屈伸不利。

取穴原理	按揉八风穴可以祛风通络，调理关节疼痛。
功效主治	舒筋活络，清热解毒。主治足跗肿痛、足趾麻木无力、脚气等。

按揉八风穴

操作方法

用拇指指腹向下按压八风穴，并沿顺时针方向按揉 2~3 分钟。

定位

取正坐位或仰卧位，足五趾各趾间缝纹头尽处就是八风穴。

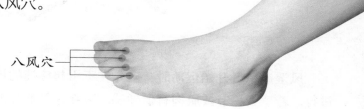

八风穴

运动调理

　　下肢小运动：风湿病患者要注意做好保暖，同时也要适当地运动，以免血液循环变差，影响病情。这个下肢小运动能够减轻关节炎疼痛，改善膝关节功能。

具体方法：

　　取坐姿或卧姿，上身不动，双腿交叉伸直，用力向上抬腿，抬至椅座高度或30～40厘米，保持10秒后放下，重复10～15次，每天可进行数次。

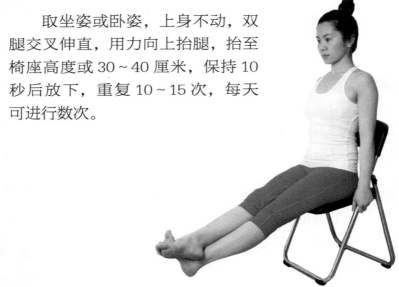

注意事项

　　风湿病患者开始运动时，应先在不引起疼痛的情况下进行。若感到关节或肌肉有僵硬感，可在运动前先做一做按摩，使关节和肌肉柔和一些后再开始。

精选食疗方

材料：樱桃 100 克，大米 100 克。

做法：

1 大米淘洗干净，放入锅中煮成粥。

2 樱桃洗净后榨汁，待粥熟时加入樱桃汁调匀，再煮开即可。

┌─── 功效 ───

祛风除湿，消肿止痛，可用于风湿性关节炎、类风湿关节炎。

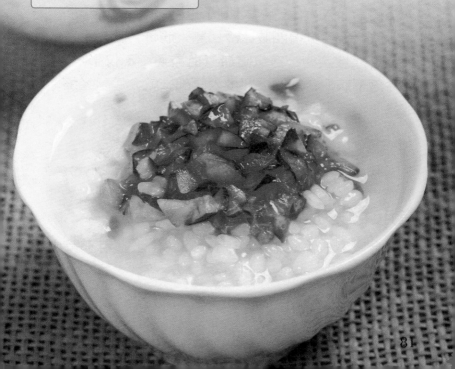

受寒腰痛

病因分析

中医学认为，寒为"六淫"之一。寒邪总是会像贼一样悄悄潜入人体。寒入肌肤，皮肤就会显得粗糙；寒入四肢，就会觉得四肢冰冷；寒入筋骨，就会引发各种关节疼痛性疾病；寒气阻滞气血流通，不仅影响容颜，还会落下病根；寒湿之邪侵入腰部，就会痹阻经络，以致气血运行失调而引起腰痛。

对症取穴

肾俞穴、命门穴、腰阳关穴、环跳穴。

常用中成药

金匮肾气丸：温补肾阳，行气化水。用于肾虚水肿、腰膝酸软、小便不利、畏寒肢冷等。

取穴原理	肾俞是补肾要穴，按摩肾俞可以起到培补肾元的作用。
功效主治	护肾强肾。主治肾虚腰痛、腰膝酸软、耳鸣目眩、阳痿遗精、月经不调等。

按揉肾俞穴

操作方法

两手搓热后，用拇指指腹按揉肾俞穴 50 ～ 60 次，两侧同时或交替进行。

定位

两侧肩胛骨下缘的连线与脊柱相交处为第 7 胸椎，往下数 7 个凸起的骨性标志，在其棘突之下旁开 1.5 寸处即是肾俞穴。

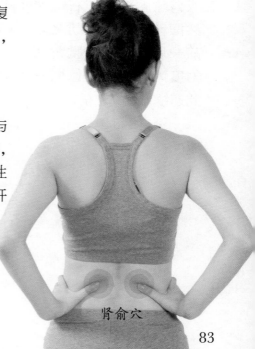

肾俞穴

运动调理

叩捶腰腹：锻炼腰腹有疏通带脉（环绕腰部的经脉）、强壮腰脊和固肾益精的作用。腰部为带脉所行之处，常按摩腰部能够温煦肾阳、畅达气血。

具体方法：

1 两腿开立微弯，与肩同宽，双手半握拳置于腰侧，先向左转腰，再向右转腰。

2 双臂随腰部的左右转动而前后自然摆动，并借摆动之力，双手一前一后交替叩击腰背部和小腹，力度大小根据具体情况而定，如此连续做 20 次左右。

肥胖

病因分析

中医学认为，大多数肥胖是由脏腑功能失调，水谷运化失司，痰湿聚集而成。气血运行不畅导致脏腑功能紊乱，体内的垃圾没有办法被运送出去，久而久之在体内越积越多，会形成大量的赘肉，从而引起肥胖。

对症取穴

天枢穴、丰隆穴、大横穴、足三里穴。

常用中成药

参苓白术散：补脾胃，益肺气。用于缓解脾胃虚弱引起的食少便溏等。

取穴原理	按揉丰隆穴可以将脾胃中的湿浊排出去，让气血流通。
功效主治	调和胃气，祛湿化痰。主治肥胖、水肿、咳嗽、哮喘、头痛、眩晕等。

操作方法

用拇指或食指指腹稍用力按揉丰隆穴 1~3 分钟，以有酸胀感为度。

定位

本穴位于外踝尖上 8 寸，胫骨外 1.5 寸，两筋间的凹陷处。

丰隆穴

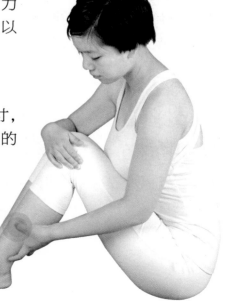

运动调理

　　慢跑：慢跑属于有氧运动，可促进肠胃蠕动，助力新陈代谢，加速毒素排出，增加脂肪消耗，有利于减肥。

具体方法：

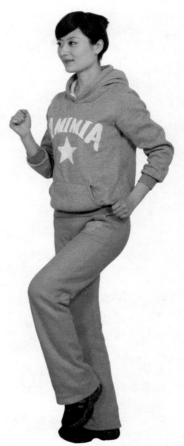

1 两手轻轻握拳，肘关节屈曲成90°左右，全身肌肉放松，上身略向前倾，两臂自然下垂摆动，腿不宜抬得太高。

2 可采取慢跑（每分钟120~140米）与步行交替的方法进行，以不感觉难受、不喘粗气、头不晕、最高心率每分钟120~130次为宜。